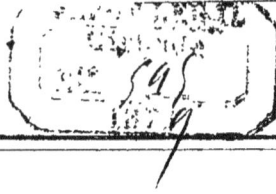

LA VARIOLE

ET

LA PATENTE DE SANTÉ

PAR LE

Dr Paul DUPUY

DÉLÉGUÉ DU CONSEIL MUNICIPAL AU COMITÉ SANITAIRE
PROFESSEUR A LA FACULTÉ DE MÉDECINE DE BORDEAUX

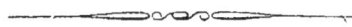

BORDEAUX

IMPRIMERIE G. GOUNOUILHOU

11 — RUE GUIRAUDE — 11

1878

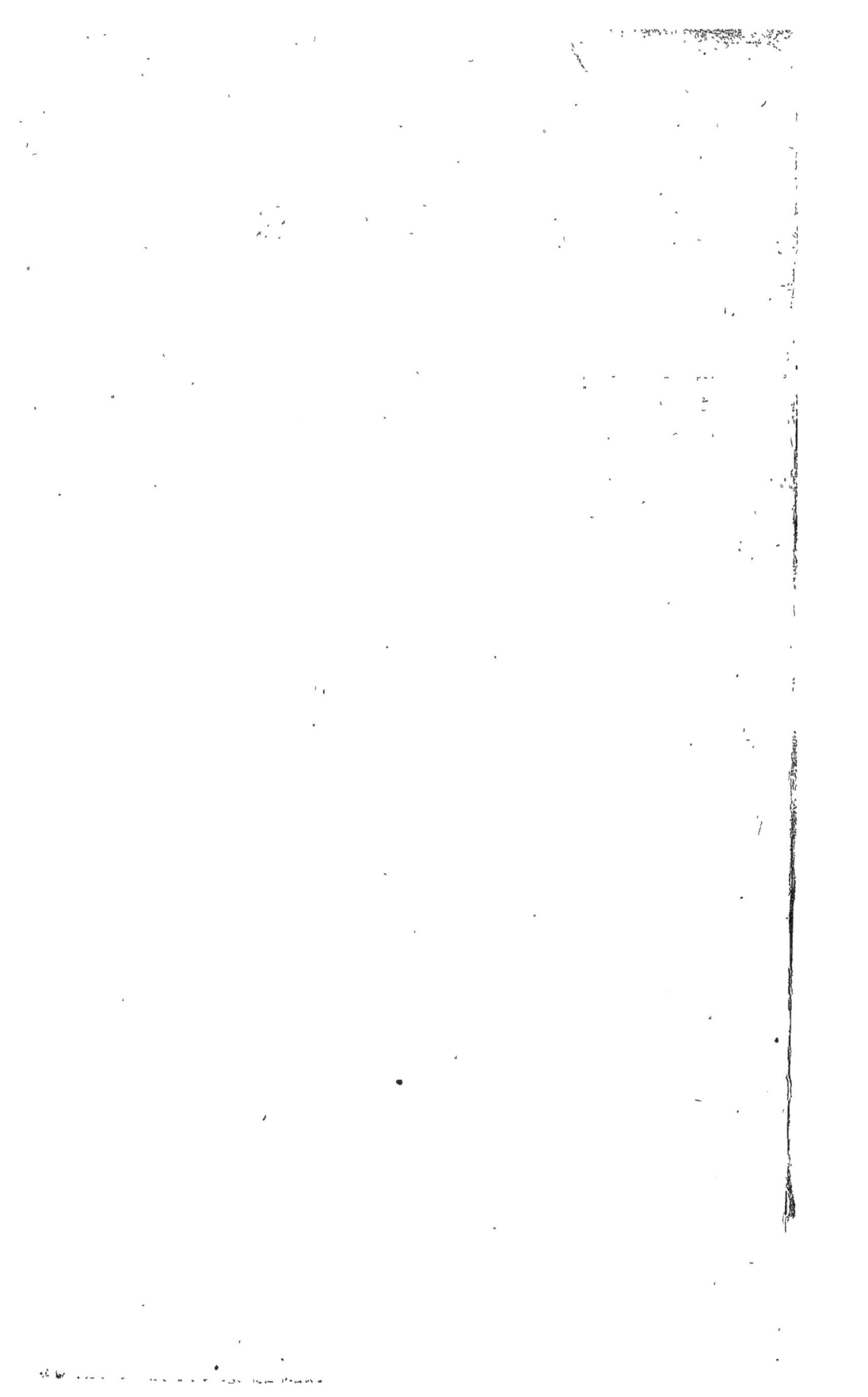

LA VARIOLE

ET

LA PATENTE DE SANTÉ

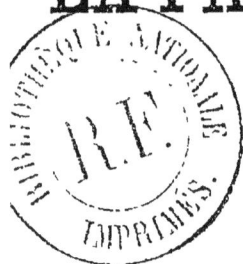

PAR LE

Dr PAUL DUPUY

DÉLÉGUÉ DU CONSEIL MUNICIPAL AU COMITÉ SANITAIRE
PROFESSEUR A LA FACULTÉ DE MÉDECINE DE BORDEAUX

BORDEAUX

IMPRIMERIE G. GOUNOUILHOU

II — RUE GUIRAUDE — II

1878

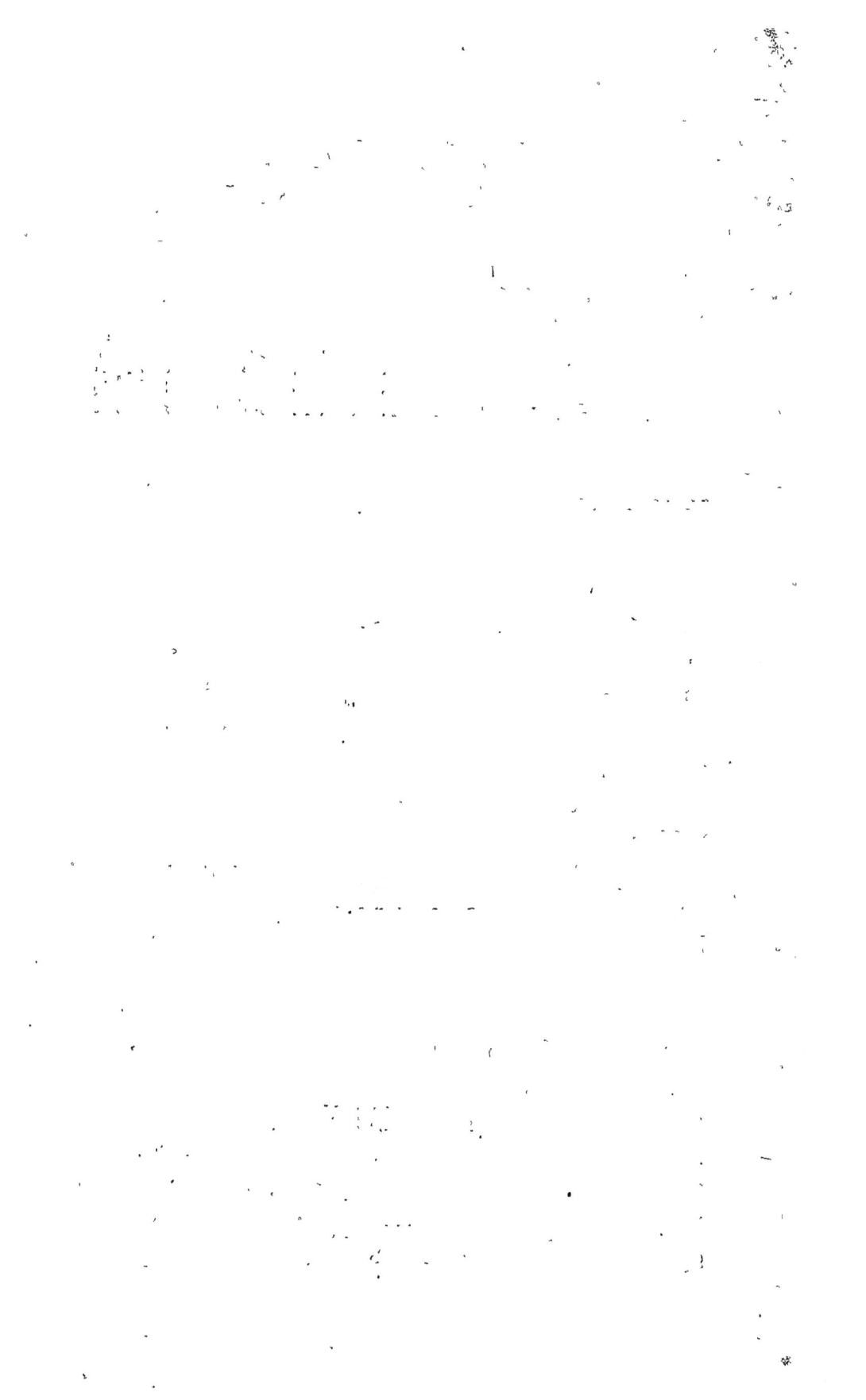

LA VARIOLE

ET

LA PATENTE DE SANTÉ

PAR LE Dʳ PAUL DUPUY

L'attention du Comité sanitaire a été appelée, il y a quelques mois, par une communication orale de M. le Dʳ Levieux, sur la nécessité de remettre en vigueur, d'une manière générale, l'application de la patente de santé, les règlements actuels n'étant point, de ce chef, un préservatif suffisamment efficace pour la santé publique.

A l'appui de cette thèse, dont l'intérêt majeur et la gravité ne sauraient échapper à personne, notre honorable confrère a cité, pour le seul département de la Gironde, les six épidémies de variole qui l'ont successivement envahi, toujours par voie de mer, dans le cours des années 1847, 1853, 1861, 1868, 1875, 1876.

Des faits analogues, absolument confirmatifs de ceux qui concernent la Gironde, se sont produits à Saint-Nazaire, en janvier 1869, et à Cette, en 1873. Le Comité consultatif d'hygiène donna, dès mars 1869, les instructions qui lui parurent opportunes pour le cas de Saint-Nazaire, et quatre ans plus tard *(Festina lentè),* en mars 1873, une Circulaire ministérielle fit passer lesdites instructions dans le domaine réglementaire. Ainsi fut fixée la jurisprudence qui nous régit encore aujourd'hui.

Pour déterminer avec précision le sujet en litige, il faut, au préalable, analyser la Circulaire du 27 mars 1873, qui s'exprime à peu près en ces termes :

La législation sanitaire pose comme règle que la peste, la fièvre jaune et le choléra sont les seules maladies qui entraînent des mesures générales et la mise en quarantaine des lieux de provenance.

Néanmoins tout port *sain* aura le droit de se prémunir contre un bâtiment ayant à bord une maladie réputée importable, telle que le typhus et la petite vérole *maligne*. Auquel cas les administrations sanitaires pourront prendre des mesures commandées par les circonstances, mais ne s'appliquant qu'aux navires infectés et point au pays de provenance. Un bâtiment en patente nette peut ainsi être assimilé à un navire en patente brute.

Ces règles trop générales, comme le reconnaît la Circulaire, doivent être complétées par les mesures suivantes :

Lorsqu'il s'agit d'un port *sain,* il faut :

1º Transporter les malades atteints de variole à l'infirmerie du lazaret;

2º Faire débarquer passagers et bagages au lazaret, où ils seraient soumis à une visite médicale, et où ceux de leurs effets à usage, jugés suspects de contamination, seraient désinfectés; après quoi hommes et choses seraient immédiatement admis en libre pratique. Ces opérations ne devraient pas durer plus de vingt-quatre heures;

3º Faire subir, dans l'isolement, au navire, ainsi qu'aux objets du bord jugés susceptibles, la désinfection d'usage.

Tel est l'esprit et très sensiblement la lettre de la Circulaire ministérielle du 27 mars 1873.

De l'analyse précédente il résulte que, sans préoccupation aucune des pays de provenance, les dispositions sanitaires prescrites, telles que l'isolement des varioleux, le débarquement des passagers au lazaret, la visite médicale, la désinfection des objets contaminés, s'appliquent exclusivement au cas d'immunité variolique dans les ports d'arrivée. Or, cette condition, d'après le rapport du Comité consultatif d'hygiène, ne sera peut être jamais réalisée dans aucun de nos grands ports, ni à Marseille, ni au Havre, ni à Bordeaux, villes qualifiées de foyers permanents de variole. Ainsi, dans la pensée de ceux qui ont inspiré la Circulaire ministérielle, le règlement n'est point à notre usage, mais fait seulement pour Saint-Nazaire et autres cités de minime importance.

La législation actuelle est d'ailleurs implicitement complétée par deux autres dispositions règlementaires. D'une part il est expressément recommandé aux médecins commissionnés et aux capitaines, de porter à la connaissance des Directeurs de la santé tout fait sanitaire survenu à bord; d'autre part, nos consuls ont reçu l'injonction formelle de faire savoir à ces Directeurs l'existence des épidémies pouvant se produire dans les ports auxquels ils sont eux-mêmes attachés.

DISCUSSION DE LA PROPOSITION.

Point de vue sanitaire. — Le Comité sanitaire ayant chargé une Commission d'étudier la proposition qui lui était soumise par M. le Dʳ Levieux, la minorité se déclara à peu près satisfaite des conditions présentes, qui lui paraissent offrir à la santé publique presque toutes les garanties désirables. Il ne serait donc nullement

nécessaire de recourir à la patente de santé, rouage
inutile, dispendieux, faisant perdre du temps, ce qui
est pour le commerce la plus lourde des charges. Ce
rouage est inutile, car il est, en réalité, dépourvu de
l'efficacité qu'on lui attribue. On ne saurait, en effet,
se mettre ainsi à l'abri des dangers qui résultent des
voies de circulation en terre ferme, lesquelles demeurent
largement ouvertes au fléau dont on veut empêcher
l'arrivée par mer. Les considérations de cet ordre ne
sont d'ailleurs applicables qu'à l'Europe. S'agit-il, au
contraire, d'un continent éloigné, comme l'Amérique, la
patente devient indispensable parce qu'elle est un moyen
sûr d'information. Les communications avec le Nouveau
Monde ne sont ni aussi promptes ni aussi faciles qu'avec
les divers pays de l'Europe.

A son adhésion au règlement, la minorité de la
Commission n'apporta qu'un seul correctif. Ce règlement
serait en défaut sur un point unique : le temps prescrit
pour l'examen et la désinfection des navires fut reconnu
par elle d'insuffisance majeure.

Les membres formant la majorité de la Commission
partagèrent l'opinion formulée par la minorité sur le
caractère peu sérieux, illusoire, de la désinfection des
objets et de l'examen des passagers. Sur tous les autres
chefs la dissidence fut complète.

D'après la majorité, dans la Circulaire, à côté de la
visite médicale, dont l'insuffisance ne fait doute pour
personne, il y a une disposition des plus fâcheuses,
savoir: la distinction établie entre le port sain et le port
contaminé. Cette disposition est éminemment regrettable,
car : 1º elle repose sur une erreur de fait sous-entendue,
savoir que Bordeaux, entre autres, est un foyer permanent

de variole, ce qui n'est vrai que dans un sens restreint (¹);
et 2° elle a le tort grave de se mettre en opposition
ouverte avec l'observation médicale la plus certaine.
Prenant pour exemple les faits communiqués au Conseil
sanitaire, par M. le Dr Levieux, on voit l'épidémie
actuelle débuter à la fin de 1876, apportée dans notre
ville par un marin de l'*Orénoque*. Puis, quelques mois
plus tard, trois marins anglais du paquebot *Araucania,*
viennent raviver un feu qui, sauf quelques flammes
discrètes et rares, paraissait dormir sous la cendre,
créant ainsi un nouveau centre de contagion plus active;
et, à partir de cette époque jusqu'au 1er avril 1878, il y
a eu, à l'hôpital Saint-André seulement, 378 malades et
84 morts. Le fait signalé n'a d'ailleurs rien d'insolite et
est parfaitement conforme à ce que nous savons de la
marche de la variole. Donc, à Bordeaux, la distinction
établie entre port sain et port contaminé, quant à l'application ou à la non-application des mesures sanitaires,
consacre une erreur funeste pour l'hygiène publique.

Ainsi, deux points se trouvent acquis aux débats : les
dispositions sanitaires actuelles sont insuffisantes, d'une
part, et dangereuses de l'autre, par la distinction qu'elles
consacrent entre le port sain et le port contaminé.

On est ainsi conduit à l'examen des moyens d'information qui, dans le cas particúlier, sont le complément
naturel et nécessaire de la réglementation. Pour le

(¹) En 1872, il y a eu 7 cas de variole (discrète 4 fois) et 3 cas de
varioloïde à l'hôpital Saint-André. En 1873, il y a eu 5 varioleux, dont
3 atteints de varioloïde. En 1874, le compte-rendu de l'Administration
des Hospices ne porte qu'une variole et une varioloïde. Est-il bien sûr,
toutes proportions gardées, que Saint-Nazaire et autres villes du même
ordre, ne présentent point, en dehors des conditions épidémiques, un
nombre analogue de varioleux dans leurs hôpitaux respectifs?

choléra et la fièvre jaune, nous avons surtout la patente
de santé; pour la variole, nous avons : 1°. le rapport
des capitaines et des médecins commissionnés; 2° les
avertissements donnés par les agents consulaires.

A priori, ces derniers moyens sont excellents. Par les
agents consulaires, nous connaissons l'état sanitaire du
pays de provenance; par les capitaines et les médecins,
nous connaissons ce qui s'est passé pendant la traversée.
Toutes les exigences se trouvent donc pleinement
satisfaites, et il est bien permis de se demander pourquoi
de tels moyens, ne laissant rien à désirer, on ne se
contenterait point de leur application au choléra et à la
fièvre jaune. On aurait ainsi l'avantage de dégréver le
commerce du fardeau si onéreux, dit-on, de la patente,
qui est, en outre, dommageable à ce qu'on assure, par les
pertes de temps qu'elle entraîne.

A ce point de vue, faudrait-il considérer la patente
comme une exagération quintessenciée, inutile au fond
et destinée, en réalité, à donner une sorte de satisfaction
à l'opinion publique, très effrayée des dangers excep-
tionnels que le choléra, la peste et la fièvre jaune font
courir à la santé de tous? Peut-être y aurait-il quelque
chose de semblable; mais il faut avouer, néanmoins,
que telle épidémie de variole a fait plus de victimes que
telle épidémie de choléra ([1]). Il y a lieu de penser
également que, dans notre climat, une épidémie de
fièvre jaune ne prendrait point une grande extension,

([1]) En 1832, le choléra a produit 344 décès à Bordeaux, pour une
population de 116,000 âmes. En 1849, il y a eu 703 décès pour 120,000
âmes. En 1854, il y a eu 716 décès pour 123,000 âmes. En 1870, il y a eu,
de par la variole, 2,000 décès pour 200,000 âmes. (Voir les Mémoires de
M. le Dr H. Gintrac dans les *Travaux du Conseil d'Hygiène publique et
de Salubrité du département de la Gironde,* t. III et XIII.)

et aurait une mortalité inférieure à la moyenne de nos épidémies de variole. Si donc, à la rigueur, on peut conserver encore la patente pour le choléra, il y aurait certainement lieu de la supprimer pour la fièvre jaune, moins menaçante dans notre climat que la variole.

A ces considérations, il faut ajouter l'accusation d'inefficacité dirigée contre le régime de la patente de santé appliqué à la variole. Tout d'abord, la circulation collatérale, par voie de terre et de mer, permet à des individus, en état d'incubation, d'aller s'embarquer dans un port où la maladie n'existe point; argument dont la portée est considérable, car il condamne également le régime de la patente relativement au choléra et à la fièvre jaune. Ce n'est donc plus seulement cette dernière, c'est aussi le choléra lui-même qui n'exige point de mesures préventives. En second lieu, dit-on, la patente est inefficace quand il s'agit de variole, parce que là où une telle formalité est ou a été obligatoire, il s'est néanmoins produit des épidémies de cette affection. Soit; mais alors soyons logiques, et demandons-nous si les diverses épidémies de choléra et de fièvre jaune qui, par voie de mer, se sont développées, soit en Europe, soit en Amérique, ne proclament point stérile et caduc le régime de la patente de santé? L'argument a la même valeur dans les deux cas et conclut à briser d'oiseuses et dommageables entraves.

La patente supprimée, vu son caractère à la fois inefficace pour sauvegarder la santé publique et nuisible aux intérêts généraux du commerce, nous nous trouvons en présence des deux moyens d'information signalés précédemment, et qui, *à priori*, satisfont toutes les exigences : premièrement (en dehors des déclarations des médecins commissionnés), les rapports des capitaines, qui se retranchent invariablement derrière leur ignorance des questions médicales; et secondement, les communications émanant des agents consulaires, qui n'en font jamais, ou du moins peu s'en faut-il. Depuis quinze ans M. le Dr Berchon en a reçu jusqu'à une (¹).

Nous voici presque en présence du néant. Plus de patente, point de rapports des consuls, ni des capitaines; donc, quand il n'existe point de médecins commissionnés, aucun moyen d'information préalable, et la réglementation se trouve réduite à l'examen direct, c'est-à-dire à appréhender le corps du délit, lorsqu'elle pourra lui mettre la main au collet, en pleine connaissance de cause.

Toute l'argumentation relative à l'inefficacité de la patente, comme moyen préventif de la variole, a pour base une erreur évidente de raisonnement. On cherche à prouver que la mesure n'a point une valeur absolue, et on invoque l'exemple de la circulation collatérale. Celle-ci évidemment doit produire quelquefois les effets qu'on se plaît à lui attribuer. Mais il vaut mieux, ici comme toujours, quand la chose est possible, vérifier une hypothèse que d'affirmer l'existence de vagues probabilités. Pour la ville de Bordeaux, l'expérience donne, sur ce point, un démenti formel, bien que provisoire à mon avis, aux craintes manifestées. Depuis trente ans, d'après les recherches de M. le Dr Levieux, aucune épidémie n'a eu son point de départ dans le fait de varioleux arrivés par voie de terre. Mais ce fait se produira sans doute tôt ou tard.

(¹) Depuis le 5 du présent mois (octobre), le Consul de Rio a noté la variole sur les patentes des paquebots arrivant de cette ville. L'épidémie a, dit-on, une très grande gravité.

La même erreur de raisonnement se retrouve lorsqu'on prend texte de ce fait que la patente n'a pas toujours empêché la variole de se développer. Or, par cela seul qu'une mesure sanitaire n'a point une valeur absolue (et elle ne la possède point pour la fièvre jaune et le choléra), il ne s'ensuit nullement qu'elle n'ait point une efficacité relative et une valeur relative. Le paralogisme consiste à dire : Voici un moyen qui ne réussit point toujours; donc il est inutile, et jamais on n'y doit recourir.

Il est hors de doute que, dans l'espèce, la législation sanitaire actuelle nous met à la merci des évènements, et que le mur réglementaire, élevé pour la préservation de la santé publique, n'est autre chose qu'une toile d'araignée, tissue avec art sans doute, mais cédant au plus léger contact.

L'observation des faits, dans ces trente dernières années, confirme absolument l'assertion que je viens d'émettre. Les six épidémies, ci-dessus indiquées, nous montrent la variole envahissant Bordeaux avec autant de facilité qu'une armée ennemie pénètre dans une ville ouverte.

Il y a donc des intérêts sérieux à sauvegarder; il y a donc une menace incessante, malheureusement suivie d'effet, toujours suspendue au-dessus de nos têtes. Témoignages irrécusables de la sollicitude administrative, les règlements existent à cette seule fin de nous défendre; mais leur action tutélaire consiste, encore ici, plus dans le mot que dans la chose elle-même, plus en apparence qu'en réalité.

Point de vue commercial. — Il reste à examiner la valeur de l'argument qui nous représente le régime de la patente comme nuisible au commerce (¹), sous le double rapport des lenteurs et des frais qu'elle entraîne pour celui-ci.

Les lenteurs dont on accuse l'accomplissement de cette formalité, sont absolument nulles; il en est de même pour celles qu'occasionnerait, dit-on, le *visa*, puisqu'un simple agent des Douanes suffit pour donner ce *visa*. Il n'y a donc ni gêne, ni retard sérieux pour la circulation.

La question des frais est tout autre. Il est évident que la patente est une charge dont il faut tenir compte dans les conditions actuelles, mais sans lui donner la portée d'une difficulté dirimante. En fait, bon nombre de capitaines étrangers sont munis de patentes qu'on ne leur réclame point, et qu'ils font néanmoins fréquemment viser dans les ports français (²). A Pauillac, le *visa* est toujours donné sur la requête de ces capitaines.

Pour les navires qui sont porteurs de patentes, la question de charges nouvelles est donc non avenue. A l'étranger, conformément à la pratique des autorités sanitaires en France, des patentes pourraient être délivrées *gratuitement*, par nos Consuls, à tout navire ayant pour destination l'un de nos ports.

Tels sont les faits et leur correctif possible. L'examen des premiers nous montre tout ce qu'il y a d'hypothétique, de peu conforme à l'expérience même dans l'argument soumis à la discussion. De ce que la patente pourrait être

---

(¹) La patente de santé n'est autre chose qu'un passeport qui n'est plus obligatoire pour les provenances de la presque totalité de l'Europe, passeport qui peut être rétabli par une simple ordonnance ministérielle. Dans les conditions présentes, on en est dispensé. Rien de plus.

(²) D'autres capitaines arrivant à Pauillac sans patente, s'en font délivrer une qui ne leur coûte rien.

une cause de lenteurs et une charge sérieuse pour le commerce, on en infère qu'il en est vraiment ainsi. On conclut de la possibilité à l'acte, mais la conséquence ne vaut.

VŒUX ÉMIS PAR LE CONSEIL.

Après une discussion prolongée, que reproduisent dans ses termes généraux les développements qui précèdent, le Comité sanitaire a adopté les vœux suivants :

1° Il est aussi important, pour Bordeaux, de se prémunir contre la variole que contre la peste, le choléra et la fièvre jaune.

A cet effet, il est indispensable de prévenir les Agents consulaires français, qui se trouvent dans les pays actuellement soumis, d'une manière permanente, au régime de la patente de santé, de noter la variole au même titre que la pneumonie, le choléra et la fièvre jaune. Dans les pays où l'obligation de la patente est temporairement suspendue, ces Agents doivent avertir, immédiatement et par le télégraphe, le Pouvoir central, qui avisera lui-même, par la même voie, l'autorité sanitaire locale, de l'apparition de la variole, au même titre que lorsqu'il s'agit de la peste, de la fièvre jaune et du choléra;

2° Il n'est pas possible d'admettre la distinction existant actuellement (en ce qui concerne les mesures de protection) entre un port contaminé de variole et un port indemne de cette maladie, distinction que l'expérience n'a point confirmée à Bordeaux.

Pour remédier aux graves inconvénients qu'a entraînés, pour ce port, la distinction dont il s'agit, il est nécessaire de maintenir, à l'infirmerie du lazaret, tout malade reconnu atteint de variole, jusqu'à ce que l'autorité sanitaire locale ait déclaré que ce malade a cessé d'être dangereux pour la santé publique;

3° Le délai de vingt-quatre heures, prescrit aujourd'hui pour les mesures de purification, étant, dans la pratique, insuffisant, il y a lieu de décider que ce délai pourra, selon les circonstances, et notamment le nombre des passagers, être prolongé dans la même mesure que pour les navires infectés de la peste, de la fièvre jaune et du choléra.

Le Comité sanitaire n'a point réclamé, d'après ce qui précède, le rétablissement pur et simple de la patente. Il a cru pouvoir obtenir des résultats favorables par une autre voie.

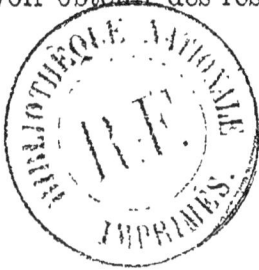

Bordeaux. — Imp. G. GOUNOUILHOU, rue Guiraude, 11.

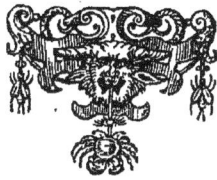

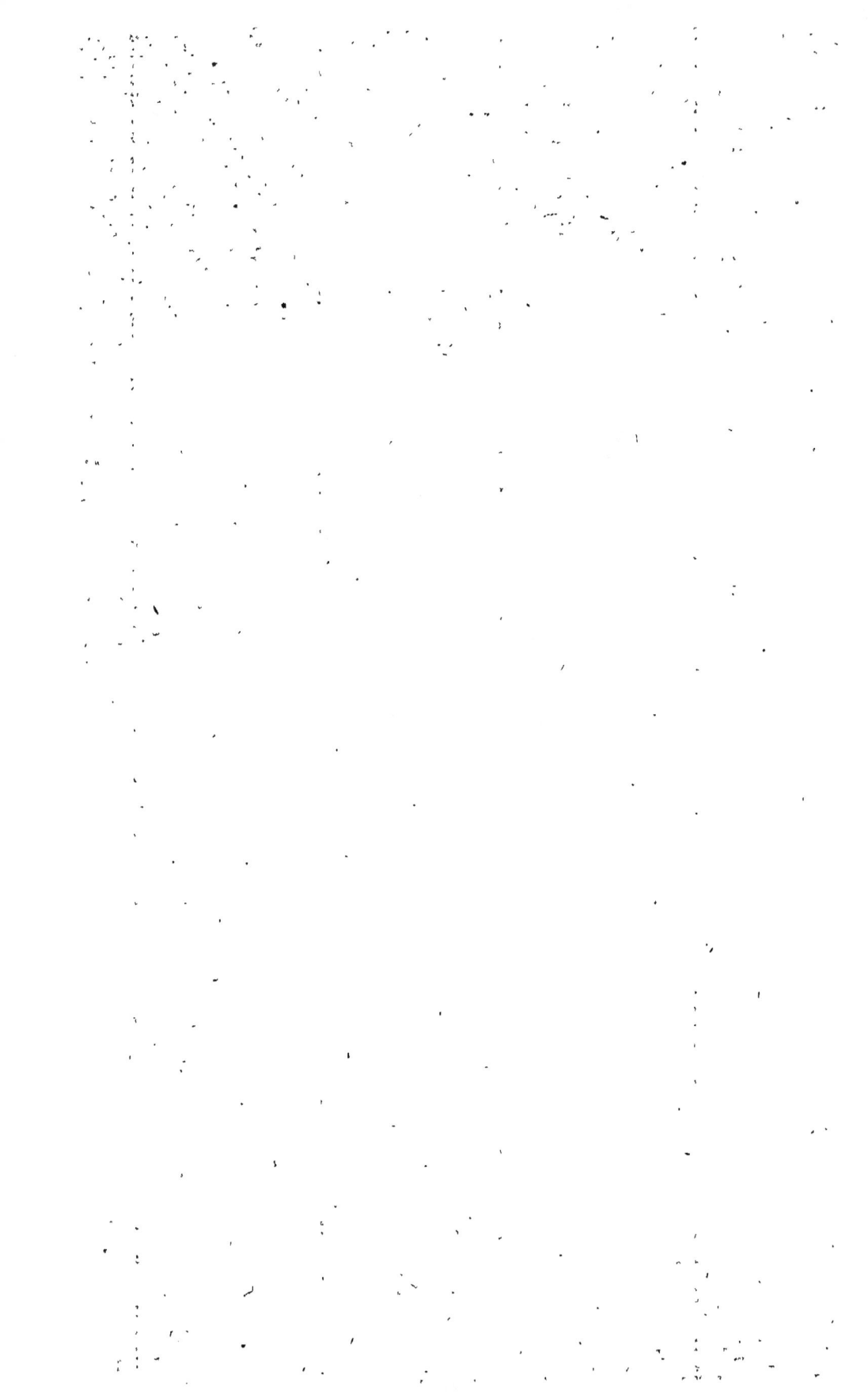

www.ingramcontent.com/pod-product-compliance
Lightning Source LLC
Chambersburg PA
CBHW050451210326
41520CB00019B/6168